Heilhypnose in der Praxis

Methoden der alternativen

Heilkunst

Marvin Oswald

Heilhypnose in der Praxis
Methoden der alternativen Heilkunst

© 2012 - Marvin Oswald
1. Auflage
ISBN: 9783844806274

Herstellung und Verlag:
Books on Demand GmbH, Norderstedt
Alle Rechte liegen beim Autor

Hinweis

Der Autor hat bei der Erstellung dieses Buches Informationen und Ratschläge mit Sorgfalt recherchiert und geprüft, dennoch erfolgen alle Angaben ohne Gewähr. Verlag und Autor können keinerlei Haftung für etwaige Schäden oder Nachteile übernehmen, die sich aus der praktischen Umsetzung der in diesem Buch dargestellten Inhalte ergeben. Bitte respektieren sie die Grenzen der Selbstbehandlung und suchen sie bei Erkrankungen einen erfahrenen Arzt oder Heilpraktiker auf.

Inhaltsverzeichnis

Vorwort zur Ratgeberreihe

Alternative Heilweisen finden immer stärker Eingang in die heutigen Behandlungsmethoden, nicht nur der Naturheilkundler und Geistheiler. Trotz der schulmedizinischen Tendenz, nur wissenschaftlich standardisierte und damit für alle Menschen vereinheitlichte Behandlungen anzuwenden, sind zumindest im Bereich ärztlicher Ergänzungsleistungen auch homöopathische und andere alternative Behandlungsformen immer häufiger zu finden. Sicherlich kann über die Motivation, diese Zusatzleistungen anzubieten, trefflich gestritten werden, doch möchte ich anerkennend zur Kenntnis nehmen, dass damit auch der Weg zum alternativen Heilen und damit auch zu den alternativen Heilern, vor allem Heilpraktiker und Geistheiler, für manchen Skeptiker geebnet werden kann. Gleichzeitig wird der Zulauf zu genau diesen Therapeuten und Anwendern auch größer. Die Vielfalt der Behandlungsformen spiegelt dabei die notwendige Individualität von Behandlung wider. Denn obwohl auch die alternative Heilkunde in so manchem Abgrenzungsstreit einzelner Methoden festhängt, wobei ebenfalls wirtschaftliche Interessen dazu führen, dass einige Behandlungsmethoden mit viel Aufwand angepriesen und regelrecht vermarktet werden. Erfahrene Heilkundler wissen, dass auch alternative Heilungsformen Sorgfalt und Ausbildung erfordern. Gleichzeitig gibt es eine Vielzahl an einfachen Behandlungen, die ohne großen Aufwand und ohne langes Theoriestudium erlernt werden können. Mit der Ratgeberreihe *Methoden der alternativen Heilkunst* habe ich ganz gezielt solche Methoden und Techniken ausgesucht, die mit wenig Hintergrundwissen sehr schnell in die Praxis umgesetzt werden können. Viele davon kann man kombinieren und zu einem eigenen Behandlungskonzept zusammenführen. Alle Ratgeber dieser Reihe sind so geschrieben, dass die Leserinnen und Leser sehr schnell mit kleinen Übungen nachvollziehen können, wie und vor allem auch dass die Behandlung wirkt. Der Einsatz am Patienten ist jeweils einfach und ungefährlich, da alle Techniken nicht-invasiv sind, also sehr gut zur Aktivierung der Selbstheilungskräfte eingesetzt werden können. Ich hoffe, allen Heilern, die meine Ratgeber lesen, mit interessanten Ideen und Ansätzen weitere Werkzeuge an die Hand geben zu können, um das eigene Wirken zu ergänzen, zu erweitern oder zu vereinfachen.

Marvin Oswald

Grundlagen der Heilhypnose

Die Heilhypnose ist ein sehr altes Hilfsmittel der Heilkunst. Der Zustand der Trance, der mit dem Einleiten der Hypnose angestrebt wird, ist ein besonderer Bewusstseinszustand. Wir drehen unsere Wahrnehmung schrittweise von äußeren Reizen weg und zu inneren Impulsen, Gedanken und Gefühlen hin. Wir erreichen damit eine Art Ruhezustand, in dem wir offen für neue Perspektiven werden und eher bereit sind, alternative Denkmuster anzunehmen. Krank machende Gedanken und destruktive emotionale Muster können in der Trance mit heilsamen Suggestionen oder Affirmationen verändert oder aufgelöst werden. Darüber hinaus gibt es noch einen weiteren Effekt des Trancezustandes. Lassen wir ihn beispielsweise als intensiven Ruhezustand wirken, ohne uns mit Suggestionen zu befassen, so kommt der Patient in der Trance in eine Ruhephase, die dazu führt, dass seine Selbstheilungskräfte sich selbst mobilisieren. Ähnlich wie das reine Gewahrsein bei der Quantenheilung, führt die tiefe Ruhe einer intensiven Heilhypnose zum Freisetzen bzw. zum ungehinderten Fließen der Energie im Organismus. Es lohnt sich daher immer, neben den Suggestionen oder im Anschluss daran eine Zeit der tiefen Ruhe während der

Heilhypnose anzubieten. Dennoch will ich in diesem Buch nicht auf reine Tiefenentspannung eingehen. Heilhypnosen arbeiten mit Suggestionen, mit positiven und konstruktiven Zielformulierungen, ähnlich wie Affirmationen. Diese sollen sich als neue Glaubenssätze im Organismus des Patienten etablieren und heilend wirken. Dieses einfache Grundprinzip möchte ich ihnen in diesem Ratgeber näher bringen.

Heilhypnosen sind ungefährlich und haben nichts mit Bühnenhypnosen zu tun. Es kommt in der Arbeit mit Patienten nicht auf Showeffekte an, sondern auf heilende Wirkung. Der Patient kann das Geschehen in der Regel gut verfolgen, hört den Therapeuten und kann sich an alles erinnern, wenn er aus der Hypnose zurückkehrt. Gedächtnislücken kommen nur in der sehr tiefen Trance vor. Heilhypnose bleibt meistens im Bereich einer leichten bis mittleren Trance. Wenn sie die einzelnen Übungen dieses Ratgebers ausprobieren, werden sie feststellen, dass es recht einfach ist, eine Heilhypnose als Behandlung oder als einen Teil einer Behandlung einzusetzen. Achten sie bitte immer darauf, dass die hypnotisierte Person ausreichend körperlich und geistig stabil ist. Kranke Menschen können mit Heilhypnosen selbstverständlich behandelt werden, wenn der Therapeut über die entsprechenden Qualifikationen und Zulassungen verfügt.

Schlaganfälle, Herzinfarkte, Gefäßverschlüsse, schwere Herz-Kreislauf-Störungen und Psychosen in der Vorgeschichte sollten jedoch als Gegenanzeigen gelten. Bei Menschen, die mit diesen Krankheiten zu tun haben oder hatten, ist Heilhypnose nicht geeignet.

Der Zustand der Trance ist aber alltäglich und kommt immer dann vor, wenn wir in monotonen Situationen zu „Träumern" werden und unsere Umgebung nur noch am Rande wahrnehmen und viel langsamer reagieren. Das kennen wir alle von träumenden oder im Spiel vertieften Kindern, von langweiligen Autobahnfahrten und vom Dösen auf dem Sofa. In diesen Situationen entstehen leichte Trancezustände. Die Heilhypnose bedient sich verschiedener Techniken, um einen solchen Zustand schnell und gezielt herzustellen und die Trance etwas tiefer gehen zu lassen. Es kommt dabei nicht darauf an, dem Patienten etwas vorzumachen, ihn auszutricksen oder sein Bewusstsein abzuschalten. Das ist nicht erforderlich. Heilhypnose ist ein sehr angenehmer Zustand der relativ tiefen Entspannung. Dieser führt zu körperlicher Lockerung und auch zum Loslassen geistiger Anstrengungen und Blockaden. Es handelt sich also um einen energetisch heilsamen Zustand, den wir durch Suggestionen ergänzen. Ich gebe ihnen hierzu eine Schritt-für-Schritt-Anleitung.

Die Vorgehensweise beim Hypnotisieren wird unterschiedlich beschrieben. Ich möchte ihnen hier einen einfachen Ablauf vorschlagen, der aus vier Schritten besteht und schnell zu erlernen ist.

Ablauf einer Heilhypnosesitzung

1. Einleitung (Induktion)
2. Körperphase (Entspannung, Katalepsie)
3. Hauptteil (gezielte Veränderungsarbeit)
4. Dehypnose (Rückorientierung)

Mit diesen vier Schritten können sie eine einfache aber zugleich sehr wirkungsvolle Heilhypnose durchführen. Als Einleitung bezeichnen wir den ersten Teil, in dem es darum geht, die Aufmerksamkeit des Patienten von außen nach innen zu führen. Anschließend konzentrieren wir uns auf die körperliche Entspannung, mit der auch die mentale Ruhe einhergeht. Die Körperentspannung fördern wir über das gesprochene Wort. Natürlich können auch andere Techniken wie Massagen oder energetische Methoden zum Einsatz kommen. Kombinieren sie gerne die Heilhypnosetechniken mit ihrer Arbeit. Ich stelle ihnen hier die typische Vorgehensweise der Hypnose über das gesprochen Wort vor. Im Hauptteil wird mit Suggestionen oder Affirmationen gearbeitet, von vielen Therapeuten auch mit Vi-

sualisierungen, Fantasiereisen oder Trancege-
schichten. Anschließend helfen wir dem Patienten bei der Reorientierung, einfach gesagt beim
Wachwerden, mit der Dehypnose.

ich übe mit ihnen gemeinsam alle Schritte der
Heilhypnose, sodass sie innerhalb kurzer Zeit
bereits eine eigene Hypnosesitzung durchführen
können. Sie werden sehen, dass es einfach ist. Im
Hauptteil können sie nicht nur mit Suggestionen
oder Affirmationen arbeiten. Ebenso können sie
Visualisierungen von Heilungszahlen, Heilzeichen oder auch energetische Techniken anwen-
den. Lassen sie uns zunächst einmal die Vorgehensweise der Heilhypnose einüben und entscheiden sie dann, wie sie im Hauptteil arbeiten
wollen.

Die Einleitung (Induktion)

Nachdem unsere Vorbereitungen abgeschlossen sind, beginnen wir mit der Einleitung der Hypnose, die auch Induktion genannt wird. Vor allem kommt es darauf an, die Wahrnehmung des Patienten einzuschränken. Er soll seine Aufmerksamkeit kanalisieren. Das können wir grundsätzlich auf zwei verschiedenen Wegen erreichen. Einerseits könnten wir seine Wahrnehmungsfähigkeit technisch einschränken. Eine Augenbinde schaltet beispielsweise die Möglichkeit des visuellen Wahrnehmens so stark ein, dass der Patient sich nicht mehr auf Lichtreize konzentrieren kann. Ebenso kann natürlich das Gehör begrenzt werden, beispielsweise, indem er einen Kopfhörer aufsetzt und so die Umgebungsgeräusche kaum noch registrieren kann. Andererseits können wir - und das genügt den meisten Hypnotiseuren - die Aufmerksamkeit des Patienten mit dem gesprochenen Wort lenken. Das ist einfach und wirksam zugleich. Trance bedeutet, der Zustand des Bewusstseins wird verändert. Die Außenwahrnehmung wird eingeschränkt und die Aufmerksamkeit des Probanden kann leichter gelenkt und beeinflusst werden. Hierzu brauchen wir nichts weiter als unsere Sprache. Wir machen einige Übungen gemeinsam, dann sehen sie, was ich meine und können selbst nachvollziehen, wie leicht das geht.

Eine einfache Übung

Richten sie ihren Blick auf den schwarzen Punkt auf der folgenden Seite und fixieren sie ihn. Bleiben sie bitte während der gesamten Übung mit ihrem Blick fest auf diesem Punkt. Halten sie das Buch ca. 20-30 Zentimeter vor ihren Augen und bewegen sie es nicht. Starren sie ungefähr eine gefühlte Minute auf den Punkt und achten sie darauf, was in ihren Augen passiert. Legen sie das Buch anschließend zur Seite.

Beantworten sie nach der Übung bitte folgende Fragen

❖ Wie fühlen sich ihre Augen nun an?
❖ Wie hat sich der schwarze Punkt verändert, als sie ihn beobachtet haben?
❖ Was haben sie von ihrer Umgebung sonst noch wahrgenommen, als sie auf den Punkt gestarrt haben?

Zunächst einmal verändert sich der Punkt in unserer Wahrnehmung. Um ihn herum scheint ein Licht zu leuchten, das sich sogar um den Rand des Punktes herum bewegt. Er verändert außerdem seine Intensität, seine Helligkeit. Die Augen werden dabei immer müder und fühlen sich wässrig an. Von der Umgebung in dem Raum, in dem wir uns befinden, bekommen wir viel weniger mit. Wir haben keine Aufmerksamkeit dafür, es sei denn wir werden abrupt unterbrochen oder durch ein sehr lautes Ereignis abgelenkt. Bei dieser Übung ist das passiert, was typisch ist für die Induktion eines Trancezustandes. Unsere Aufmerksamkeit hat sich auf einen bestimmten Punkt fokussiert, was zu einer Veränderung des Bewusstseins führt. Verstärken können sie die Wirkung auch dadurch, dass sie ihren Patienten auf ein Blatt Papier blicken lassen, das in der Mitte einen solchen Punkt hat, und dabei seine Aufmerksamkeit mit Hilfe der Sprache lenken. Probieren sie hierzu bitte die nächste Übung aus. Hierzu müssen sie mit einer zweiten Person arbeiten. Wenn sie die Wirkung dieser und der nächsten Übungen in diesem Ratgeber lieber zunächst für sich alleine ausprobieren wollen, nehmen sie sich bitte ein Aufnahmegerät, beispielsweise ein Diktiergerät, und nehmen sich die gesprochenen Texte einfach auf.

Hören sie diese anschließend selbst an und erleben sie so die Wirkung bei sich selbst.

Zweite Übung

Nehmen sie ein Blatt Papier, DIN A5 oder DIN A6 und zeichnen sie in die Mitte einen schwarzen Punkt. Achten sie darauf, dass er sehr gleichmäßig ist, am einfachsten geht das mit einem PC oder mit einer Schablone. Lassen sie ihren Probanden in 20-30 Zentimeter Abstand darauf starren und lesen sie langsam folgenden Text vor ...

... Konzentriere dich jetzt auf den schwarzen Punkt. Nichts anderes ist jetzt wichtig. Es kommt nur darauf an, den schwarzen Punkt zu sehen. Lass ihn immer deutlicher werden und schau ihn als, als wolltest du durch ihn hindurch sehen. Er verändert sich schon bald. Er wird vielleicht heller oder größer. Um ihn herum wird das Blatt heller. Du siehst schon bald ein Licht, dass sich um den Punkt herum bewegt und wie eine kleine Flamme züngelt. Deine Augen werden dabei immer müder. Ganz müde werden deine Augen. Müde und schwer. So schwer, dass du sie schließen willst. Schließ deine Augen und entspanne dich jetzt so tief wie du willst.

Beantworten sie nach der Übung bitte folgende Fragen

❖ Was hat sich anders angefühlt als bei der ersten Übung?

❖ Wie war das Gefühl, nachdem die Augen geschlossen wurden?

Ihr Proband oder sie selbst werden feststellen, dass der schwarze Punkt sich schneller verändert und die Augen viel schneller müde werden, wenn gleichzeitig die abgedruckte sprachliche Anweisung gehört wird. Nach dem Schließen der Augen tritt dann eine Entspannung ein, die sehr schnell tiefer geht. Das ist bereits ein Zustand der Trance. Die Wahrnehmung wurde eingeschränkt und sehr stark fokussiert und das mit einfachen Hilfsmitteln. Wir haben bereits die sprachliche Führung übernommen und unser Proband hat unseren Anweisungen Folge geleistet. Das setzt sich nun im Zustand der Trance weiter fort, solange wir nicht gegen seinen tiefen Willen verstoßen.

Es gibt sehr viele Techniken zum Einleiten eines Trancezustandes. Ich möchte ihnen hier zwei weitere vorstellen. Arbeiten sie weiter mit einem Probanden oder mit ihrem Aufnahmegerät und lesen die nächsten beiden Übungstexte langsam und in einem ruhigen Ton vor. Sprechen sie etwas leiser als sie es gewöhnlich tun und lassen sie ruhige Instrumentalmusik im Hintergrund laufen. Das verstärkt die Wirkung zusätzlich. Bei beiden Übungen kann der Proband von Anfang an mit geschlossenen Augen auf einer bequemen Unterlage liegen. Nehmen sie hierzu einfach eine Massageliege oder einen bequemen Sessel. Wenn sie mit Patienten arbeiten oder als Berater und Geistheiler tätig sind, bleiben sie bei ihrer Ausstattung. Behandeln sie ihre Patienten dort mit Heilhypnose, wo sie auch die anderen Behandlungen machen.

Dritte Übung

Der Proband liegt oder sitzt mit geschlossenen Augen auf einer bequemen Unterlage. Sorgen sie für Hintergrundmusik, die ruhig und angenehm ist. Lesen sie dann folgenden Text vor ...

... Konzentriere dich nun auf meine Stimme. Ich begleite dich in einen angenehmen Zustand der Trance. Das ist ganz einfach. Atme einfach ruhig und gleichmäßig und stell dir vor, dass du jetzt einfach ausruhen darfst. Deine Augen werden dabei immer schwerer und schwerer. So schwer, dass du sie gar nicht mehr öffnen willst. Müdigkeit breitet sich in dir aus. Du spürst mit jedem Atemzug mehr Müdigkeit

und eine angenehme Trägheit. Dein Blick dreht sich langsam nach innen. Du kommst zur Ruhe. Am liebsten würdest du einschlafen, doch du konzentrierst dich immer auf meine Stimme. Jeder Atemzug macht dich schwerer und müder. Mit jedem einzelnen Atemzug wirst du müder. Deine Muskeln entspannen sich und werden schwer wie Blei. So schwer, dass du dich überhaupt nicht mehr bewegen willst. Du entspannst immer tiefer. Du gehst in eine tiefe Müdigkeit über. Immer tiefer. Und dein Blick dreht sich immer mehr nach innen. Du ruhst tief in dir. Ganz tief entspannt. Und jedes Wort, das ich sage, lässt dich noch tiefer entspannen. Jedes Wort, das ich sage, lässt dich müder werden.

Diese Form der Induktion arbeitet mit Suggestionen. So nennt man Formulierungen, die den Patienten dazu verleiten, eine bestimmte Wahrnehmung bzw. Interpretation seiner Wahrnehmung zu haben. Sie werden bei der Übung festgestellt haben, dass sie tatsächlich schnell müde werden und sich schwer und träge fühlen. Die innere Haltung des Patienten folgt den Behauptungen des Therapeuten. Das hat damit zu tun, dass die Suggestionen dem inneren Wunsch des Patienten nach Ruhe und Entspannung entsprechen und auch damit, dass er sich vertrauensvoll in die Hände des Therapeuten begibt und sich bereitwillig von ihm führen lässt. Haben sich beide aufeinander eingestellt, Therapeut und Patient, dann stellt sich sehr schnell eine angenehme Trance ein. Wie sie sicher festgestellt haben, sind wir in Trance in der Lage, immer noch selbst zu denken, uns zu bewegen und alles zu hören, was gesagt wird. Das geht nur in sehr tiefen Trancen allmählich verloren. Darauf kommt es aber nicht an. Heilhypnosen arbeiten mit einer leichten bis mittleren Trancetiefe. Durch Wirksuggestionen wird dann die innere Perspektive des Patienten langsam konstruktiv verändert. Die gleiche Wirkung kann auch mit einfachen Affirmationen erreicht werden. Affirmationen sind im Grunde genommen auch Suggestionen, die meist als Autosuggestionen benutzt werden. Der Patient übernimmt also eine Affirmation, beispielsweise *Ich fühle mich stark und selbstbewusst* und wiederholt sie regelmäßig in Übungen, Meditationen oder in besonderen Situationen. Das funktioniert natürlich auch ohne Heilhypnose, also ohne Trancezustand. Die Hypnose hilft uns jedoch in der Sitzung mit dem Patienten, weil störende Gedanken in den Hintergrund treten und der Fokus ganz auf die Affirmation bzw. Suggestion gelegt wird. Ein Suggestionstext enthält dann meist eine ganze Reihe von wirkungsvollen Suggestionen.

Vierte Übung

Der Proband liegt oder sitzt mit geschlossenen Augen auf einer bequemen Unterlage. Sorgen sie für Hintergrundmusik, die ruhig und angenehm ist. Lesen sie dann folgenden Text vor ...

... Konzentriere dich nun auf meine Stimme. Ich zähle von zehn bis null und du kannst dich dabei ganz tief entspannen. Mit jeder Zahl wirst du müder und schwerer ... Zehn ... Du wirst ganz müde und willst dich tief entspannen ... Neun ... Alle Gedanken lässt du nun los ... Acht ... Deine Atmung wird ruhig und gleichmäßig ... Sieben ... Alle Geräusche treten in den Hintergrund ... Sechs ... Du wirst ganz müde und dein Körper wird immer schwerer, müde und schwer ... Fünf ... Du spürst, wie dein Körper zur Ruhe kommt ... Vier ... Dein Blick dreht sich ganz nach innen ... Drei ... Alle Geräusche lassen dich noch müder werden ... Zwei ... Du findest deine innere Mitte ... Eins ... Ganz müde bist du geworden, ganz müde ... Null ... Du ruhst in dir ...

Das Rückwärtszählen ist eine klassische Methode der Tranceeinleitung. Wir geben dem Patienten vor, dass er mit jeder Zahl müder wird und tiefer in Trance geht. Er folgt dieser Idee, wenn er sich auf die Behandlung eingelassen hat. Es entsteht schnell ein angenehmer Entspannungszustand. Sie haben nun drei Möglichkeiten einer Trance-einleitung kennen gelernt:

- ❖ Fixierung des schwarzen Punktes
- ❖ Suggestive Induktion
- ❖ Das Rückwärtszählen

Es gibt eine Vielzahl weiterer Möglichkeiten. Benutzen sie zunächst einfach eine dieser drei Varianten. Sie können auch beispielsweise mit der Fixierung des Punktes und dem dazu ge-sprochenen Text beginnen und dann noch die Suggestionsvariante dranhängen. So geht die Trance noch tiefer. Entscheiden sie einfach nach Gefühl. Wenn sie denken, ihr Proband oder ihr Patient konnte noch nicht gut entspannen, dann hängen sie einfach eine weitere Einleitung dran oder machen sie alle drei nacheinander.
Sie wissen nun bereits alles, was sie zur Einlei-tung brauchen. Wir kommen im nächsten Kapitel zur Dehypnose. Wenn sei einmal einen Hypno-sekurs besuchen, werden sie vielleicht mehr Schritte üben als in diesem Ratgeber beschrieben werden. Je nach Anwendung und Zielsetzung mag das hilfreich sein. Die hier beschriebene Vorgehensweise reicht jedoch vollkommen aus, um mit Hypnosen helfend zu arbeiten.

Die Dehypnose

Die Dehypnose ist der vierte und letzte Teil einer Heilhypnosesitzung. Wir beschäftigen uns nun zunächst mit diesem Teil, bevor wir zur Körperphase (2. Teil der Heilhypnose) und zum Hauptteil (3. Teil der Heilhypnose) kommen. Ich wähle diese Vorgehensweise, weil ich Schritt für Schritt mit ihnen üben möchte und sicher gehen will, dass sie nicht ständig in Trance sind. Jeder Trancezustand sollte sorgfältig wieder aufgelöst werden. Die Dehypnose, die auch Ausleitung genannt wird, sorgt dafür, dass der Patient immer vollständig wach und bewusstseinsklar ist, wenn die Sitzung zu Ende geht. Daher sollten sie schon bei den nächsten Übungen immer am Ende eine Dehypnose machen.

In der Einleitung (Induktion) führen wir den Patienten mit suggestiven Techniken in den Zustand der Trance. Ebenso wählen wir auch den Weg zurück. Die bekannteste Vorgehensweise ist das Zählen. Hierbei zählen wir aufwärts von eins bis 5 und suggerieren mit jeder Zahl das Wachwerden. Jede Zahl wird dann zu einem Schritt des Aufwachens. Auch hier gibt es sicherlich viele Varianten der Dehypnose. Ich stelle ihnen wieder eine einfache und zugleich wirksame Form vor. Bevor wir jedoch mit dem Zählen beginnen, geben wir dem Patienten etwas Zeit, sich auf das Ende der Hypnose einzustellen. Auch hier gilt: Zeit lassen!

Fünfte Übung

Der Proband liegt oder sitzt mit geschlossenen Augen auf einer bequemen Unterlage. Sorgen sie für Hintergrundmusik, die ruhig und angenehm ist. Lesen sie dann folgenden Text vor ...

... (Induktion) ... Konzentriere dich nun auf meine Stimme. Ich zähle von zehn bis null und du kannst dich dabei ganz tief entspannen. Mit jeder Zahl wirst du müder und schwerer ... Zehn ... Du wirst ganz müde und willst dich tief entspannen ... Neun ... Alle Gedanken lässt du nun los ... Acht ... Deine Atmung wird ruhig und gleichmäßig ... Sieben ... Alle Geräusche treten in den Hintergrund ... Sechs ... Du wirst ganz müde und dein Körper wird immer schwerer, müde und schwer ... Fünf ... Du spürst, wie dein Körper zur Ruhe kommt ... Vier ... Dein Blick dreht sich ganz nach innen ... Drei ... Alle Geräusche lassen dich noch müder werden ... Zwei ... Du findest deine innere Mitte ... Eins ... Ganz müde bist du geworden, ganz müde ... Null ... Du ruhst in dir ...

... (Dehypnose. 1. Schritt) ... Nun stell dich wieder auf das Wachwerden ein. Mach dir klar, dass unsere Hypnose zu Ende geht und du in Kürze wieder wach sein wirst. Dein ganzes Inneres stellt sich auf das Wachwerden ein ...

... (Dehypnose, 2. Schritt) ... Ich zähle nun bis fünf. Mit jeder Zahl, die du hörst, wirst du wacher. Wenn ich bei fünf ankomme, bist du vollkommen wach und hast klare und frische Gedanken. Eins - Du spürst, dass du wach wirst. Zwei - Dein Körper beginnt, sich zu bewegen. Drei - Du spürst deinen Körper und fühlst, dass er wach wird. Vier - Du atmest tief ein und fühlst dich schon klar und frisch. Fünf - Öffne die Augen!

Denken sie immer daran, Zeit zu lassen, tatsächlich das Wachwerden zu vollziehen. Werden sie selbst in ihrer Stimme immer deutlicher und kommen sie mit jeder Zahl mehr zu ihrem Alltagstonfall zurück. Das hilft dem Patienten bei der Rückorientierung.
Machen sie bei allen weiteren Übungen des Buches immer diese Dehypnose am Ende der Übung.

Die Körperphase

Körperliche und mentale Entspannung hängen unmittelbar zusammen. Alle Gedanken und alle Gefühle, die wir in uns tragen, Zeigen sich immer auch in körperlicher Form. Wenn wir innerlich unruhig sind, ist auch unser Körper unruhig und verspannt die Muskulatur. Sind wir hingegen innerlich in einem ausgeglichenen Zustand, so entspannt sich die Muskulatur und der Körper wird ruhig. Umgekehrt ist es genauso. Auch ein unruhiger Körper, der viele schnelle Bewegungen macht, veranlasst unsere Stimmung und unsere Gedanken, unruhig zu werden. Dieses Phänomen nutzen wir in der Hypnosesitzung. In der zweiten Phase der Heilhypnose helfen wir unserem Patienten dabei, körperlich zur Ruhe zu kommen. Das erleichtert ihm dann den Weg in eine stabile Trance, weil es seinen inneren Rhythmus, seine innere Geschwindigkeit reduziert. Natürlich kann eine körperliche Entspannung auf mehreren Wegen erreicht werden. Eine Massage hat beispielsweise diesen Effekt. Die Muskulatur also zuerst mit Hilfe einer Massage zu lockern und vor allem zu entspannen, ist grundsätzlich Trance fördernd. Das ist allerdings nicht sehr praktikabel, es sei denn, sie arbeiten sowieso mit Massagen in ihrer Praxis und bauen die Heilhypnose in diese Behandlung ein. In diesem Fall empfehle ich ihnen, mit der Massage zu beginnen und nach einer Zeit der Entspannung dann während dem Massieren mit der Induktion weiter zu machen. Das wird die wenigsten Leserinnen und Leser betreffen. Wir beschäftigen uns daher mit der Vorgehensweise, die für jeden Therapeuten machbar ist.

Der Vorteil einer gelungenen Induktion besteht darin, dass das Innere des Patienten, so nenne ich den unbewussten Teil, sich darauf einstellt, prinzipiell unsere Suggestionen anzunehmen. Annehmen bedeutet, dass das Innere versucht, aus unseren Behauptungen Wahrheit zu machen. Dabei dürfen wir natürlich nicht grob gegen das Glaubenssystem und die tiefen Überzeugungen des Patienten verstoßen. Denken sie immer daran, dass der Patient uns nicht hilflos ausgeliefert ist während der Trance. Heilhypnose setzt helfende, Selbstheilungskräfte fördernde Impulse. Diese sollen möglichst in das Innere des Patienten fließen und sich dort konstruktiv auswirken. Darauf kommt es vor allem an. Wir benutzen also Suggestionen, um dem Patienten bei der Körperentspannung zu helfen. In einem zweiten Schritt können wir dann mit so genannten Katalepsien arbeiten. So nennt man die Beeinflussung der Psychomotorik. Im Zustand der Trance können wir einem Menschen nämlich Körperwahrnehmungen einreden, aus denen er körperliche Reaktionen macht. Beispielsweise können wir einem Patienten vormachen, sein Körper oder ein Teil davon wäre so schwer, dass er ihn nicht mehr aufrichten bzw. anheben kann. Nachdem er so viele Suggestionen, von der Induktion bis zur Entspannung des Körpers, bereits angenommen hat, lässt er sich da recht einfach täuschen. Eine Alternative hierzu ist die Armlevitation. Hierbei reden wir dem Patienten suggestiv ein, sein Arm würde immer leichter werden und von einer unsichtbaren Kraft oder einem Luftballon nach oben gezogen. Sicherlich haben sie so etwas schon einmal bei einer Hypnosedemonstration gesehen. Scheinbar ohne Kraftaufwand steigt der Arm des liegenden oder sitzenden Patienten nach oben als wäre er schwerelos. Das nennt man Levitation. Auch dieser schwebende Arm kann suggestiv veranlasst werden, unbeweglich zu werden und in der schwebenden Position zu verbleiben. Der Patient hält diesen Arm natürlich selbst hoch, bemerkt es aber nicht. Es fühlt sich für ihn wie fremdgesteuert und vor allem ohne Kraftaufwand an. Der Arm kann sehr lange in der angehobenen Position gehalten werden, ohne zu zittern. Das ist im tageswachen Zustand, also außerhalb der Trance nicht möglich. Eine Armlevitation ist ein eindeutiges Signal für eine wirklich funktionierende Trance.

Natürlich machen wir so etwas nicht zur Belustigung eines Publikums oder um den Patienten zur Schau zu stellen. In einer Heilhypnosesitzung können wir eine Katalepsiephase einbauen, um dem Patienten zu zeigen und in seiner Wahrnehmung und in seinen Gefühlen daran Anteil nehmen zu lassen, dass er tatsächlich in Trance ist. Viele Patienten sind sich nicht sicher, ob eine Hypnose wirklich eine Hypnose war, wenn sie noch nie hypnotisiert wurden. Sie erwarten einen besonderen Zustand, den sie bisher nicht kannten. Natürlich sind die hypnotisierten Menschen immer in einem besonderen Zustand des Bewusstseins, nehmen Suggestionen an und fokussieren ihre Wahrnehmung. Doch bemerken sie es nicht so einfach. Denn sie fühlen sich in der Regel entspannt und müde, kennen dieses Gefühl aber auch aus dem Alltag. Das Besondere an dem Zustand ist nicht so leicht zu erkennen. Eine Katalepsie überzeugt also den Patienten von der Besonderheit des Zustandes. Damit stellt er sich innerlich noch stärker auf Kooperation ein. Er glaubt an die Wirkung der Heilhypnose. Der Glaube des Patienten beeinflusst die Wirkung jeder Behandlung positiv, ganz gleich, welche Methode angewandt wird.

Wir machen jetzt zuerst eine Übung zur Körperentspannung, danach eine zur Armlevitation und dann folgt die Beinkatalepsie.

Sechste Übung

Der Proband liegt oder sitzt mit geschlossenen Augen auf einer bequemen Unterlage. Sorgen sie für Hintergrundmusik, die ruhig und angenehm ist. Lesen sie dann - ohne vorherige Induktion - folgenden Text vor ...

... Atme ruhig und gleichmäßig ... Dein Körper wird jetzt immer ruhiger, immer ruhiger ... Dein Körper wird ganz müde und er entspannt sich mit jedem Atemzug. Jeder einzelne Atemzug lässt deine Muskeln lockerer werden. Jedes Ausatmen lockert die Muskeln ... Deine Schultern werden ganz locker, dabei wirst du immer müder ... Dein Oberkörper entspannt sich, dabei gehst du in einen schönen Zustand der inneren Ruhe ... Dein Bauch entspannt sich, dabei lässt du alle Gedanken los ... Dein Becken entspannt sich, dabei wirst du immer gelassener ... Deine Beine kommen ganz zur Ruhe, auch mit dieser Entspannung gehst du tiefer in den Zustand der inneren Ruhe ... Mit jedem Ausatmen sinkst du tiefer in dich hinein ... Auch die Füße kommen ganz zur Ruhe, dabei wird es immer stiller in dir ... Dein ganzer Körper entspannt sich jetzt ... dein ganzer Körper entspannt sich jetzt ...

... (Dehypnose. 1. Schritt) ... Nun stell dich wieder auf das Wachwerden ein. Mach dir klar, dass unsere Hypnose zu Ende geht und du in Kürze wieder wach sein wirst. Dein ganzes Inneres stellt sich auf das Wachwerden ein ...

... (Dehypnose, 2. Schritt) ... Ich zähle nun bis fünf. Mit jeder Zahl, die du hörst, wirst du wacher. Wenn ich bei fünf ankomme, bist du vollkommen wach und hast klare und frische Gedanken. Eins - Du spürst, dass du wach wirst. Zwei - Dein Körper beginnt, sich zu bewegen. Drei - Du spürst deinen Körper und fühlst, dass er wach wird. Vier - Du atmest tief ein und fühlst dich schon klar und frisch. Fünf - Öffne die Augen!

Diese Übung ist recht einfach. Sicherlich haben sie gespürt, wie leicht es ist, solch einfachen Anweisungen tatsächlich zu folgen. Es funktioniert ohne spezielle Handlungen und ohne gezielte Entscheidungen. Die Gedanken des Patienten folgen der Vorstellung der Entspannung und der Lockerung der Muskeln und der Körper folgt den Gedanken. Die nächste Übung demonstriert ihnen, wie deutlich der Körper tatsächlich den Gedanken folgt. Es ist eine Übung zur Levitation.

Siebte Übung

Der Proband steht mit geöffneten Augen aufrecht vor ihnen. Lassen sie die Hintergrundmusik bei dieser Übung weg. Lesen sie dann - ohne vorherige Induktion - folgenden Text vor. Eine Dehypnose brauchen sie bei dieser Übung ausnahmsweise nicht, weil wir fast ohne Trance arbeiten.

... Streck jetzt beide Arme bitte nach vorne aus. Dreh die linke Handfläche nach oben, die rechte nach unten ... Jetzt mach die Augen zu und atme ruhig und gleichmäßig ... Erlaube deinem Inneren, meinen Worten zu folgen ... Nun stell dir einmal vor, auf deiner linken Hand liegt ein schwerer Stein, der nach unten drückt, gleichzeitig zieht an deinem rechten Handgelenk ein Luftballon nach oben. Dein linker Arm wird von einem schweren Stein nach unten gedrückt und dein rechter Arm wird nach oben gezogen ... Stell es dir einfach vor ... Ein ganz schwerer Stein liegt auf deiner linken Hand und ein Luftballon zieht an deiner rechten nach oben ... Schau dem Ballon in Gedanken hinterher ... Er steigt höher und höher und dein Arm steigt mit ... Der linke Arm wird weiter von dem Stein nach unten gedrückt ...

Beobachten sie die beiden Arme des Probanden. Sehr schnell fangen sie an, sich zu bewegen. Der linke Arm bewegt sich entsprechend der Vorstellung des schweren Steins nach unten, der rechte steigt langsam nach oben. Lassen sie den Probanden am Ende die Augen öffnen und sich die Arme anschauen. Eine Dehypnose ist nicht erforderlich, da praktisch keine Trance vorlag.

Wir haben keine Tranceeinleitung gemacht, es funktioniert also auch ohne Hypnose. Die Vorstellung eines schweren Steins und eines leichten Ballons wird von unserem Körper durch Bewegungen abgebildet. Das gleiche findet mit allen Gedanken und Gefühlen statt, auch ohne Suggestionen. Nur sind die Reaktionen unseres Körpers in vielen Alltagssituationen unauffällig und werden von uns übersehen. Mit ausgestreckten Armen und Fokussierung auf diese spezielle Vorstellung, spüren wir die Körperreaktion natürlich viel deutlicher. Diese Übung kann auch als Teil der Hypnosesitzung gemacht werden. Dann hat der Patient die Augen bereits geschlossen, hat eine Einleitung und eine Körperentspannung erlebt und sitzt oder liegt in der Regel. Das ist aber kein Problem. Im Trancezustand nimmt er ja Suggestionen noch viel besser an als im wachen. Es genügt dann, dass wir ihm suggerieren, der linke Arm wäre schwer und der rechte ganz leicht. Natürlich können sie auch dabei sagen, dass ein Stein auf dem linken Arm liegt und ein Luftballon am rechten nach oben zieht.

Achte Übung

Der Proband liegt mit geschlossenen Augen auf der Massageliege. Im Hintergrund läuft Musik. Machen sie anschließend eine sorgfältige Induktion und die Körperentspannung aus der fünften Übung. Lesen sie danach den folgenden Text vor.

... Jetzt stell dir vor, wie hundert Luftballons nach oben steigen und deinen rechten Arm dabei mitnehmen. Dein linker Arm wird dabei immer schwerer. Und je schwerer dein linker Arm wird, umso leichter wird dein rechter Arm, denn hundert Ballons ziehen nach oben. Dein rechter Arm folgt dieser Bewegung der Ballons mühelos, wie von selbst. Er steigt ganz von alleine nach oben, gezogen von den Ballons. Dein rechter Arm wird immer, immer leichter und dein linker Arm immer schwerer. Dein rechter Arm wird hochgezogen von hundert Ballons, die immer höher steigen. Dein rechter Arm geht mit, wie von selbst. Dein linker Arm wird dabei immer schwerer, als läge ein dicker Stein drauf ...

*... Jetzt wird dein rechter Arm ganz fest. Feder-
leicht und fest. Er verbleibt in dieser Position.
Dein rechter Arm ist fest wie Stahl und wird
immer fester. Ganz fest bleibt dein Arm nun
und ganz leicht. Unbeweglich und leicht. Er
bleibt in dieser Position...*

Der Patient hält den Arm nach oben und kann
ihn nicht mehr bewegen. Natürlich ist das eine
Illusion unter Trance. Doch für ihn fühlt es sich
seltsam an. Er muss keine Kraft aufwenden, um
den Arm zu halten und der Arm wird unbeweglich. Sagen sie ihrem Probanden oder dem Patienten, dass er die Augen aufmachen soll und sich
den Arm ansehen kann. Die Trance bleibt dabei
bestehen und der Arm wird weiter gehalten. Anschließend kann er die Augen schließen und der
Arm wird wieder beweglich.

*... Dein rechter Arm wird jetzt wieder voll be-
weglich. Ganz locker und beweglich wird er
jetzt wieder...*

*... (Dehypnose. 1. Schritt) ... Nun stell dich
wieder auf das Wachwerden ein. Mach dir klar,
dass unsere Hypnose zu Ende geht und du in
Kürze wieder wach sein wirst. Dein ganzes Inneres stellt sich auf das Wachwerden ein ...*

... (Dehypnose, 2. Schritt) ... Ich zähle nun bis fünf. Mit jeder Zahl, die du hörst, wirst du wacher. Wenn ich bei fünf ankomme, bist du vollkommen wach und hast klare und frische Gedanken. Eins - Du spürst, dass du wach wirst. Zwei - Dein Körper beginnt, sich zu bewegen. Drei - Du spürst deinen Körper und fühlst, dass er wach wird. Vier - Du atmest tief ein und fühlst dich schon klar und frisch. Fünf - Öffne die Augen!

Probieren sie es aus. Falls es nicht direkt gelingt, probieren sie es bitte noch einmal in aller Ruhe. Verlängern sie den Text eventuell. Beobachten sie, wie sich der Arm verhält. Es kann etwas dauern, bis er sich nach oben bewegt, doch früher oder später wird es passieren. Geben sie dem Patienten immer genug Zeit, sich auf die Suggestion und die dazu gehörende Wahrnehmung einzustellen. Die vorgestellte Übung ist eine Levitation, so nennt man das scheinbar schwerelose Anheben eines Körperteils in Trance. Die Suggestion, dass der Arm unbeweglich werden soll, wirkt sehr schnell, wenn die Levitation funktioniert. Das nennt man dann eine Katalepsie. Ich möchte ihnen noch eine weitere Form der Katalepsie vorstellen. Bei dieser Übung geht es darum, das Bein des Patienten träge und unbeweglich werden zu lassen. Sie hat den gleichen Sinn wie die Levitation: Der Patient soll das Besondere des Trancezustandes erkennen und sich somit bereitwilliger und schneller auf eine innere Veränderung einstellen.

Neunte Übung

Der Proband liegt mit geschlossenen Augen auf der Massageliege. Im Hintergrund läuft Musik. Machen sie anschließend eine sorgfältige Induktion und die Körperentspannung aus der fünften Übung. Lesen sie danach den folgenden Text vor.

... Jetzt wird dein rechtes Bein ganz schwer. Dein rechtes Bein wird so schwer, dass du es schon bald nicht mehr bewegen kannst. Es fühlt sich so schwer an wie Blei. Ganz schwer und träge wird dein Bein, schwer wie Blei. Es wird immer schwerer das Bein noch zu bewegen. Und wenn du versuchst, es anzuheben, wird es gleichzeitig noch schwerer. Sobald du versuchst, dein Bein anzuheben, wird es schwer wie Blei und klebt an der Unterlage. Versuch jetzt, dein Bein zu heben und lass es schwerer werden ...

... (Dehypnose. 1. Schritt) ... Nun stell dich wieder auf das Wachwerden ein. Mach dir klar,

dass unsere Hypnose zu Ende geht und du in Kürze wieder wach sein wirst. Dein ganzes Inneres stellt sich auf das Wachwerden ein ...

... (Dehypnose, 2. Schritt) ... Ich zähle nun bis fünf. Mit jeder Zahl, die du hörst, wirst du wacher. Wenn ich bei fünf ankomme, bist du vollkommen wach und hast klare und frische Gedanken. Eins - Du spürst, dass du wach wirst. Zwei - Dein Körper beginnt, sich zu bewegen. Drei - Du spürst deinen Körper und fühlst, dass er wach wird. Vier - Du atmest tief ein und fühlst dich schon klar und frisch. Fünf - Öffne die Augen!

Der Proband wird mindestens große Mühe haben, das Bein anzuheben, es wird ihm viel schwerer fallen als er es erwartet. In vielen Fällen wird die betreffende Person es gar nicht mehr anheben können.

Der Hauptteil

Der dritte Teil der Heilhypnose betrifft schließ-
lich das Problem oder die Krankheit, die behandelt werden soll. Mit Hilfe von Suggestionstexten
bieten wir dem Patienten eine neue innere Perspektive an. Das funktioniert im Grunde genommen wie Affirmationen. Wir formulieren
also Glaubenssätze, die die bisherigen ersetzen
sollen. Da der Patient sich in Trance befindet und
dadurch sehr aufnahmefähig für neue Ideen
wird, übernimmt er schrittweise diese neuen
Glaubenssätze in sein eigenes Fühlen und Denken. Natürlich dürfen wir keine Wunder erwarten. Auch das braucht seine Zeit. Beim Formulieren von Suggestionen benutzen wir am besten
zusammenhängende Texte, die nicht zu lange
sein sollten. Wir wollen den Patienten nicht mit
zu vielen Informationen überfordern, sondern
ihn zielgerichtet mit neuen Glaubenssätzen, die
seinen Zielsetzungen entsprechen konfrontieren.
Hierzu sollten einige Regeln befolgt werden. Ich
greife hier einige einfache Regeln auf. Suggestionsregeln werden in einigen Büchern sehr aus-
führlich beschrieben und mit vielen Beispielen
erklärt. Wenn sie sich sehr intensiv mit Suggestionen befassen möchten, empfehle ich ihnen das
Buch **SUGGESTIONEN RICHTIG FORMU-**

LIEREN von *Ingo Michael Simon* und das Buch
SUGGESTIONSREGELN FÜR HYPNOTISEU-
RE von *Linus Bergmann*. Beide Autoren gehen
sehr detailliert auf das Formulieren therapeuti-
scher Suggestionen ein. Ich möchte ihnen folgende vier Regeln anbieten und versichere ihnen,
dass sei damit gut arbeiten können und eine
wirksame Heilhypnose damit machen können.

Vier Regeln zum Erstellen wirksamer Suggestionen

- ❖ Formulieren sie konkret und direkt
- ❖ Formulieren sie positiv und bejahend
- ❖ Benutzen sie Bilder
- ❖ Benutzen sie Wenn-Dann-Konstruktionen

Ich erläutere ihnen nun diese vier Regeln. Sie
können sie sofort selbst umsetzen. Es ist nicht
schwer. Vor allem gibt es keinen Grund, sich vor
falschen Formulierungen zu fürchten. Ich stimme
da *Ingo Michael Simon* zu, der als einziger Autor
und Ausbilder für Hypnose, den ich kennen gelernt habe, offen legt, wie ungefährlich meistens
scheinbar falsche Formulierungen sind. In seinen
Kursen demonstriert er das häufig anschaulich.
Ich möchte diese Erfahrung daher ebenfalls wei-
tergeben und ihnen, liebe Leserinnen und Leser
die Angst möglichst nehmen. Ungünstige For-

mulierungen helfen nicht viel, zerstören aber auch nicht viel. Gute Formulierungen helfen natürlich besonders gut. Betrachten wir nun die Regeln im Einzelnen.

Formulieren sie konkret und direkt

Reden sie nicht drum herum und bleiben sie nicht abstrakt. Das Unbewusste soll wissen, was es tun muss und soll nicht erst noch viele Entscheidungen treffen.

> *Schon ganz gut:*
> *Du spürst eine deutliche Besserung deines Schultergelenks!*

> *Noch besser:*
> *Du kannst dein Schultergelenk wieder freier bewegen!*

Formulieren sie positiv und bejahend

Sagen sie nicht oder zumindest nicht nur, was nicht mehr sein soll. Denn damit bleibt offen, was eigentlich erreicht werden soll. Sagen sie klar und deutlich, was sein soll.

> *Schon ganz gut:*
> *Du spürst keine Beklemmungen mehr!*

> *Noch besser:*
> *Du fühlst Dich so richtig frei!*

Benutzen sie Bilder

Bildhafte Vorstellungen werden besser angenommen als abstrakte Erläuterungen. Das Unbewusste denkt immer bildhaft, daher empfehlen
sich auch Bilder oder Vergleiche, die der Patient
sich bildhaft vorstellen kann.

Schon ganz gut:
Es wird warm in deinem Innern!

Noch besser:
Du fühlst die Wärme der Mittagssonne in
deinem Körper!

Benutzen sie Wenn-Dann-Konstruktionen

Wenn-Dann sind wir gewöhnt. Wenn wir das
eine tun, geschieht das andere. Wir kennen es
aus der Erziehung, wir kennen es von Abma-
chungen und Verträgen.

Schon ganz gut:
Du entspannst dich mit jedem Atemzug!

Noch besser:
Immer, wenn du ausatmest, spürst du die
tiefe Entspannung mehr!

Sie müssen sich nicht für jeden einzelnen Satz an
diese Regeln halten. Versuchen sie, immer wie-

der gezielte Sätze nach diesen einfachen Regeln zu formulieren und diese besonders zu betonen. Dann dürfen sie dazwischen auch relativ normal mit dem Patienten reden.

Nun wissen sie bereits alles, was sie für eine gute Heilhypnose brauchen. Halten sie sich immer an die einfache Reihenfolge der Schritte, die ich ihnen erläutert habe.

Reihenfolge der Schritte einer Heilhypnose

- ❖ Einleitung (Induktion)
- ❖ Körperphase
- ❖ Hauptteil
- ❖ Dehypnose

Formulieren sie im Hauptteil jeweils Suggestionen zur Problemlösung oder zur energetischen Heilung. Richten sie sich dabei nach den Problemen des Patienten. Achten sie darauf, möglichst viele positive Suggestionen zu benutzen. Sie können gerne auch positive und damit konstruktive Affirmationen nehmen. Affirmationen sind ebenfalls Suggestionen, denn sie richten das Denken und Fühlen innerlich aus. In dem Ratgeber **HYPNOSETEXTE UND SUGGESTIONEN** habe ich eine interessante Auswahl an

Suggestionstexten für die Anwendung in der Praxis zusammengestellt. Alle Texte sind einfach und gleichzeitig wirksam aufgebaut. Selbstverständlich können sie selbst Texte schreiben und mit zunehmender Übung dann auch frei formulieren. Im letzten Kapitel finden sie einen Beispieltext aus dem Buch **HYPNOSETEXTE UND SUGGESTIONEN.** Zunächst aber wollen wir uns mit möglichen Schwierigkeiten befassen, die beim Durchführen einer Heilhypnose auftreten können. Natürlich stelle ich ihnen auch Lösungsmöglichkeiten vor.

Ausführliche Informationen zum Formulieren von Suggestionen und zum Textaufbau für Heilhypnosesitzungen gibt es hier:

Simon, I.: Suggestionen richtig formulieren. ISBN 9783844805949

Bergmann, L.: Suggestionsregeln für Hypnotiseure. ISBN 9783844806076

Mögliche Schwierigkeiten und Lösungsvorschläge

Zunächst einmal möchte ich ihnen versichern, dass eine Heilhypnose ungefährlich ist. Der Zustand der Trance ist so alltäglich wie der des Schlafes und keinesfalls gefährlicher. Im ersten Kapitel habe ich erläutert, dass der Organismus des Patienten nicht zu schwer geschwächt oder krank sein sollte. Das gilt natürlich weiterhin. Schlaganfälle, schwere Herzleiden, Epilepsie und Psychosen sollten als Kontraindikationen der Heilhypnose gehandhabt werden. Genauer gesagt sollten Menschen mit diesen Voraussetzungen nur von sehr erfahrenen und entsprechen ausgebildeten Therapeuten behandelt werden. In diesem Kapitel geht es aber nicht um mögliche Komplikationen aufgrund körperlicher oder psychischer Krankheiten sondern um Ereignisse, die bei jedem Menschen vorkommen können, der hypnotisiert wird. Diese Ereignisse sind nicht lebensbedrohlich, erfordern keine Erste Hilfe und überfordern den Hypnotiseur nicht so schnell. Ich stelle sie vor allem vor, weil sie häufig zu Unsicherheiten führen. Viele Hypnotiseure machen sich das Leben schwer, weil sie befürchten, dass etwas Schlimmes passieren könnte, wenn etwas Unerwartetes oder nicht Geplantes passiert. Leider tragen viele Hypnoseausbilder zu dieser Verunsicherung bei, weil sie mögliche Gefahren viel höher hängen als notwendig. Wir betrachten hier die häufigsten Schwierigkeiten beim Durchführen der Heilhypnose. Sie werden sehen, dass die vermeintlichen Probleme eher Herausforderungen sind.

Typische Schwierigkeiten beim Durchführen einer Heilhypnose

- ❖ Der Patient schläft ein
- ❖ Der Patient geht nicht in Trance
- ❖ Amnesie
- ❖ Emotionale Reaktionen (Weinen, Furcht)
- ❖ körperliche Missempfindungen

Wir betrachten die vorgestellten Möglichkeiten nun einzeln.

Der Patient schläft ein

Das geschieht viel seltener als viele Hypnotiseure glauben. Die meisten Patienten, die schnarchen oder nach der Sitzung berichten, eingeschlafen zu sein, waren in einer sehr tiefen Trance. Die so genannte somnambule Trance (Tieftrance) kann vom Patienten nicht vom Schlaf unterschieden werden, da er Traumbilder erleben kann und den Hypnotiseur nicht mehr bewusst hört. Klären sie ihre Patienten darüber auf und sagen sie ihnen, dass die Heilhypnose dennoch wirkt. Das Unbewusste hört mit. Das bleibt selbst bei einem tatsächlichen Einschlafen so. Tieftrance und Einschlafen sind Kennzeichen einer sehr tief gehenden Entspannung und daher heilsam. Wenn sie lieber Rapport halten möchten, so nennt man die Verbindung zwischen Hypnotiseur und Patient, können sie ganz leicht dafür sorgen, dass der Patient in einer leichteren Trance bleibt. Sprechen sie einfach kurz etwas lauter. Damit „wecken" sie ihn auf. Er kommt in eine mittlere Trance zurück. Sollten sie einmal unsicher sein, ob es dem Patienten gut geht, können sie natürlich auch jederzeit die Dehypnose einsetzen und die Heilhypnose beenden.

Der Patient geht nicht in Trance

Das kann verschiedene Ursachen haben. Möglicherweise hat er Medikamente eingenommen oder andere Substanzen (Alkohol, Drogen, Koffein), die ihn tendenziell wach halten. Psychologische Faktoren können auch Angst oder Kontrollbestrebungen sein. Im Gespräch lässt sich mit dem Patienten klären, ob es Unsicherheiten gibt, die möglicherweise erst abgebaut werden müssen. Sobald ein ausreichendes Vertrauensverhältnis zwischen Patient und Therapeut besteht, kann die Heilhypnose eingesetzt werden.

Als Möglichkeit, leichtere Unsicherheiten etwas zu umgehen, könne sie auch einen kleinen Trick einsetzen. Bauen sie eine so genannte Ja-Haltung auf. Es geht dabei darum, dass der Patient innerlich zur Heilhypnose **JA** sagt. Bieten die ihm die folgenden Fragen an.

Fragen zur Förderung der JA-Haltung

❖ Möchten sie gerne mit Musik die Hypnose erleben?
❖ Wollen sie sich etwas zudecken während der Hypnose?
❖ Möchten sie lieber im Sitzen oder lieber im Liegen in Trance gehen?

Sie können weitere ähnliche Fragen selbst formulieren. Schauen sie sich die Fragen einmal genau an. Wir lassen den Patienten jeweils eine Entscheidung treffen. Soll es so oder so sein ... wenn er in Trance geht! Wir unterstellen also immer, dass gleich eine Hypnose stattfindet oder dass er gleich in Trance geht. Er kann sich hierzu aussuchen, wie es sein soll. Indem der Patient die Fragen beantwortet, nimmt er innerlich an, dass er in Trance geht bzw. dass tatsächlich eine Hypnose stattfindet. Sonst wäre eine Antwort überflüssig. Ein einfacher Trick, der sehr gut funktioniert.

Der Patient stellt sich innerlich darauf ein, in Trance zu gehen

Amnesie nach der Dehypnose

Amnesie bedeutet Gedächtnislücken. Das kommt vor allem dann vor, wenn die Trance sehr tief war. Der Patient weiß dann nicht mehr oder nicht mehr vollständig, was der Therapeut während der Heilhypnose gesagt hat. Er hat es entweder nicht mehr aktiv gehört oder eben vergessen. Innerlich (unbewusst) vergisst er es nicht und hat natürlich alles gehört. Diese Gedächtnislücken sind nicht schlimm und selten beklagen Patienten dieses Erlebnis. Keinesfalls vergisst er etwas, das außerhalb der Heilhypnose stattfand. Es gibt also keinen Grund, Angst zu haben, dass bestimmte Lebensereignisse ausgelöscht werden. Amnesien beziehen sich immer auf den Zeitraum der Trance. Am besten sind diese Gedächtnislücken zu verhindern, indem der Patient in einer leichten bis mittleren Trance gehalten wird. Achten sie also durch Wechsel im Sprechrhythmus und durch das gelegentliche Anheben der Lautstärke des Sprechens darauf, dass der Patient nicht zu lange in Tieftrance verbleibt. Ich kann ihnen versichern, dass Patienten das nur äußerst selten als Problem betrachten. Der Entspannungseffekt der Tieftrance wird als so angenehm erlebt, dass sich Patienten, die dort verweilen, kaum noch aktiv (bewusst) für die Suggestionen des Therapeuten interessiert. Unbewusst wirken diese natürlich.

Emotionale Reaktionen (Weinen, Furcht)

Heilhypnosen sind ungefährlich, können jedoch emotionale Reaktionen hervorrufen. Wenn der Patient ruhiger wird und sich mit seinen Problemen oder seiner Krankheit befasst, bewegen sich damit auch die Gefühle, die dahinter stehen. Weinen kommt relativ häufig vor. Schreck- oder Angstreaktionen sind selten. Sehr erfahrene Hypnotiseuren gehen damit im Trancezustand um. Ich empfehle ihnen jedoch, die Hypnose mit einer Dehypnose zunächst einmal zu beenden und zu klären, welche Empfindungen der Patient hat und daran außerhalb der Trance zu arbeiten. Selbstverständlich können sie alle Methoden, die sie sonst auch verwenden, einsetzen.

Körperliche Missempfindungen

Während der Trance wird der Kreislauf des Patienten langsamer, die Pulsfrequenz sinkt, die Atmung wird meistens ruhiger. Damit entsteht häufig ein leichtes Kältegefühl, ähnlich wie beim Einschlafen. Eine Wolldecke kann hier Abhilfe schaffen. Nach der Heilhypnose kann es kurzzeitig zu Veränderungen in der Körperwahrnehmung kommen, beispielsweise Kühleempfindungen oder leichtes Kribbeln in den Extremitäten. Das ist ungefährlich und geht schnell wieder weg. Es kann auch Folge von Suggestionen sein. Achten sie also darauf, alle Suggestionen, die mit körperlichen Empfindungen wie Wärme oder Katalepsien arbeiten, vor der Dehypnose auch wieder zurück zu nehmen.

Beispiele zum Zurücknehmen körperlicher Suggestionen

Dein Arm ist nun wieder voll beweglich ...

Dein Körper fühlt sich wieder gut und gleichmäßig an ...

Du kannst dich bewegen und spürst jeden Teil deines Körpers ...

Ein angenehmes Gefühl breitet sich in deinem Körper aus, alles wird harmonisch ...

Es entsteht Ruhe und Ausgeglichenheit in deinem Körper ...

Natürlich müssen sie ihre Formulierungen so wählen, dass sie die speziellen Suggestionen, die sie benutzt haben, wieder aufheben.

Beispieltext für den Hauptteil der Heilhypnose

Der folgende Text ist ein Beispiel für den Hauptteil einer Heilhypnose. Ergänzen sie eine Einleitung und eine Körperphase aus diesem Buch und fügen sie hinter dem Hauptteil die Dehypnose ein. So ergibt sich eine vollständige Heilhypnose. Beachten sie für alle Heilhypnosesitzungen folgende Grundregeln.

Grundregeln zum Durchführen einer Heilhypnose

* ❖ Der Patient soll bequem sitzen oder liegen
* ❖ Lassen sie im Hintergrund Musik laufen
* ❖ Lesen sie langsam und ruhig
* ❖ Sprechen sie etwas leiser als gewöhnlich
* ❖ Machen sie hin und wieder kleine Sprechpausen, damit der Patient sich besser auf das Gesagte einstimmen kann
* ❖ Lassen sie dem Patienten nach der Dehypnose einige Minuten Zeit in Ruhe

Hauptteil einer Heilhypnose
(Selbstvertrauen stärken)

... Du willst dich sicher fühlen im Umgang mit anderen Menschen ... Du willst stärker sein und dich durchsetzen können ... Du willst endlich deinen eigenen Fähigkeiten und Kräften vertrauen ... Du hast beschlossen, von nun an selbstbewusst und souverän zu sein ... selbstbewusst und souverän ...

... Du kennst viele selbstbewusste Menschen und viele starke Persönlichkeiten ... Sie erscheinen dir groß ... Du nimmst sie als imposant und stark wahr ... Heute findest du diese Stärke auch in dir ... Heute bist du groß ... Heute bist du imposant ... Heute bist du stark ...

... Atme tief ein und weite deinen Brustkorb ... Das tiefe Einatmen befreit dich ... Es öffnet einen Freiraum für dich ... Ist es nicht herrlich befreiend, so tief einzuatmen und dich selbst dabei breit zu machen ... Du breitest dich in aller Ruhe aus ... Der Raum hier ist nur für dich da ... Du füllst den Raum mit deiner Persönlichkeit ... Du füllst den Raum mit deinen Gedanken ... Nach allen Seiten hin dehnst du deine Gedanken aus ... Du wirst größer mit jedem Gedanken, den du in den Raum sendest ... Ist es nicht angenehm, einmal so viel Platz zu haben ...

... Du erlaubst dir hier und heute, den Raum nur mit dir zu füllen ... Dabei spürst du, wie groß du bist ... Du wirst sogar immer größer ... Es ist wie ein Wachsen ... Du bist wie eine Pflanze, die wächst und gedeiht ... sich der Sonne entgegen reckt und streckt ... So reckst und streckst auch du dich im Innern und wirst größer und stärker ... Eine tiefe Kraft in dir bahnt sich ihren Weg nach draußen ... Du kannst sie fühlen ... Du bist viel größer als du dachtest ...

... Stell dir in deinen Gedanken vor, wie du mitten zwischen vielen Menschen stehst ... Hunderte von Menschen stehen um dich herum ... Mit jedem Atemzug wirst du größer, so dass du schon bald alle überragst ... Alle stehen um dich herum wie Zwerge ... Sie schauen zu dir auf ... denn du bist der Größte von allen ... Diese Größe kannst du spüren und auch die Kraft, die aus deiner Größe erwächst ... Je intensiver du dir dieses Bild vorstellst, umso besser kannst du auch die Kraft in dir spüren ... Du fühlst dich mit jedem Atemzug stärker und mutiger ... Du weißt, dass du dich auf deine Fähigkeiten verlassen kannst ... Wirklich erstaunlich, wie gut es dir gelingt, dich selbst stärker zu fühlen ...

... Konzentriere dich auf dein Gefühl ... Nimm deine eigene Stärke wahr ... Lass sie immer stärker werden ...

... Du stellst dir vor, wie du dich einer Herausforderung stellst, vor der du Angst hattest ... Du siehst dich selbst in einer Situation, die früher oft schwer für dich war ... Heute kannst du diese Herausforderung annehmen ... Du kannst dich ihr stellen ... Beobachte dich selbst dabei, wie es dir gelingt, die Herausforderung ganz leicht und mit einem guten Gefühl zu meistern ... Du siehst dich als Sieger in dem Kampf mit dir selbst ... Sieger in dem Kampf mit deiner Angst und Unsicherheit ... Du spürst das gute Gefühl ... Du weißt, wie schön es ist, die Herausforderung heute gemeistert zu haben ... Du kannst darauf vertrauen, dass du das immer wieder kannst ... Je intensiver du dir die Situation vorstellst, die einst so schwierig war, desto leichter ist es, deine eigene Kraft jetzt zu spüren ...

... Dein Vertrauen in die eigenen Kräfte wird immer größer ... Mit jedem Atemzug wird dein Vertrauen in dich selbst fester und stabiler ... Wirklich erstaunlich, wie schnell es dir gelingt, so stark zu werden ... so stark zu sein ... so stark zu bleiben ... Du vertraust immer mehr auf dich selbst ...

... Angst lässt du an dir abprallen ... Angst war gestern ... Heute ist nur noch Mut, wo einst Angst gewesen ist ... Heute ist nur noch Stärke, wo einst das Gefühl der Schwäche war ... Heute vertraust du auf deine eigenen Fähigkeiten ... Du bist ein Gewinner ...

... Eine angenehme Wärme fließt durch deinen Körper ... Du kannst sie fühlen ... Es ist deine eigene Energie ... deine eigene Kraft, die dich wärmt ... Du selbst gibst dir Schutz ... Du selbst hast das Heft in der Hand ... Du hast die Stärke tief in dir ...

Anstatt eines Suggestionstextes können sie natürlich auch Heilungszahlen visualisieren lassen, Heilfarben oder Heilzeichen.

Zum Schluss

Jedes Büchlein dieser Ratgeberreihe enthält eine spezielle Methode der alternativen Heilung. In dieser Ausgabe habe ich ihnen die Heilhypnose vorgestellt. Wie alle anderen Methoden auch, kann diese in einer Sitzung oder zu Hause alleine zum Einsatz kommen oder mit anderen Vorgehensweisen kombiniert werden. Die Übungen und die beschriebenen Techniken sind sehr einfach gehalten und leicht zu erlernen. Sie enthalten gleichzeitig alles, was zur Entfaltung ihrer Wirkung erforderlich ist. Machen sie bitte ihre eigenen Erfahrungen mit der Heilhypnose und ändern sie gerne die Formulierungen hier und da ab. Machen sie ihre Behandlung daraus. Sie werden sehen, dass sie mit Hilfe dieser einfachen Behandlungsmethode häufig deutliche und vor allem nachhaltige Heilungsprozesse anstoßen, begleiten und festigen können.

Ich lade sie gleichzeitig dazu ein, weitere Behandlungsmethoden kennen zu lernen und einzuüben. Am Ende des Buches finden sie eine Liste weiterer Ratgeber zu ebenfalls sehr wirksamen und einfach zu erlernenden Techniken. Ich wünsche allen Leserinnen und Lesern viel Erfolg in der Arbeit mit ihren Patienten.

Empfehlung von Marvin Oswald

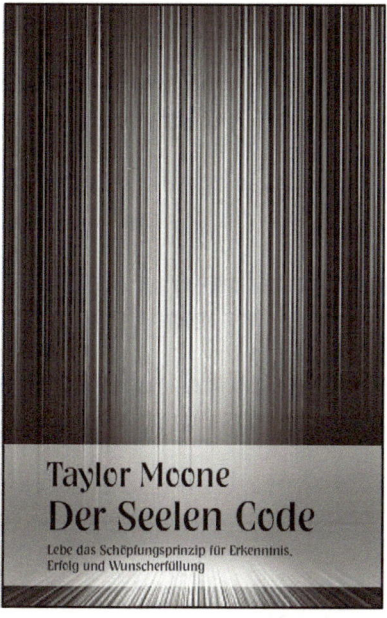

Taylor Moone stellt die menschliche Seele in den Mittelpunkt des göttlichen Schöpfungsplans. Mit seinen Ausführungen zum Wesen der menschlichen Seele, das er mit dem Seelen-Code greifbar macht, zeigt der Autor auf anschauliche Art und Weise, dass nicht Gott oder das Universum, sondern jeder einzelne Mensch die Schöpfung erfüllt. Die Seele selbst wird mit ihrem einfachen Code zum Grundprinzip der Schöpfung. Seine These besagt, dass jeder Mensch Glück, Erfolg und Wunscherfüllung erleben wird, wenn er den Seelen-Code erkennt.

Der Seelen Code - ISBN 978-3-943323-02-3

Außerdem von M. Oswald erschienen:

Heilende Zahlen in der Praxis
ISBN 9783844805949

Heilende Zeichen in der Praxis
ISBN 9783844806076

Heilaffirmationen in der Praxis
ISBN 9783844806144

Heilende Farben in der Praxis
ISBN 9783844806182

Die Zauberwiese in der Praxis
ISBN 9783844806205

Quantenheilen in der Praxis
ISBN 9783844806229

Heilhypnose in der Praxis
ISBN 9783844806274

Heilmeditation in der Praxis
ISBN 9783844806953

Armlängentest in der Praxis
ISBN 9783842356061

Hypnosetexte und Suggestionen
ISBN 9783844806908